눈의 질병을 찾아내는 책

「1回 1分~ 自宅でできる 目の検査 BOOK
見るだけで目の病気が見つかる本」(清水公也)

1 KAI 1PUN ~ ZITAKUDE DEKIRU MENOKENSABOOK
MIRUDAKEDE MENOBYOUKIGA MITSUKARUHON

Copyright © 2020 by Kimiya Shimizu
Original Japanese edition published by Bunkyosha Co., Ltd., Tokyo, Japan
Korean edition published by arrangement with Bunkyosha Co., Ltd.
through Japan Creative Agency Inc., Tokyo and Korea Copyright Center Inc., Seoul

1분 자가진단 테스트

눈의 질병을 찾아내는 책

시미즈 키미야 지음 | 장은정 옮김

쌤앤파커스

안질환은 소리 없이 찾아온다

나이를 먹으면 눈도 노화되어 안질환이 생길 위험도 커집니다. **방치했다가는 최악의 경우 실명에 이를 수도 있죠.** 지금 바로, 어디서나 가능한 이 책의 검사 시트로 자가 진단하여 내 눈의 건강 상태를 확인해보세요. 혹시 눈에 이런 증상이 있지는 않나요?

① 시야 결손이 있다 → **녹내장**

② 눈이 침침하다 → **백내장**

③ 형태가 찌그러져 보인다 → **노인황반변성**

④ 검은 점들이 떠다닌다 → **망막 열공·망막 박리**

⑤ 눈이 건조하다 → **안구 건조증**

⑥ 눈꺼풀이 처진다 → **눈꺼풀 처짐**

⑦ 가까운 것이 잘 안 보인다 → **노안**

이 중 하나라도 해당된다면 즉시 치료를 시작해야 합니다.

눈 관련 질환을 앓는 사람은 매년 늘고 있습니다. 일본에서는 녹내장 치료를 위해 병원에 다니는 사람만 약 100만 명입니다.

(2019년 기준 국내 환자수 약 100만 명-옮긴이 주)12년간 2배 이상 늘었습니다. 치료받지 않는 환자를 포함하면 약 500만 명에 이를 것으로 추정하는데, 노인황반변성 환자 수도 9년간 2배 가까이 늘었습니다. 전 세계적으로는 약 1억 7,000만 명에 이른다고 합니다.

백내장은 40대부터 발병한다고 알려져 있는데 80세를 넘으면 발병률이 100%입니다. 또 노안 증상은 빠르면 30대 후반부터 나타난다고 합니다. 언제까지나 눈이 잘 보일 것이라는 생각은 큰 오산이죠.

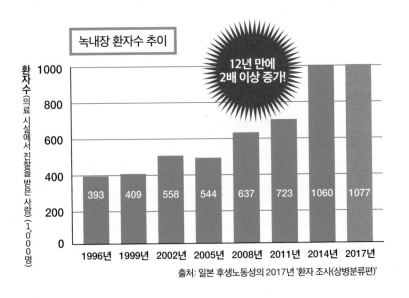

출처: 일본 후생노동성의 2017년 '환자 조사(상병분류편)'

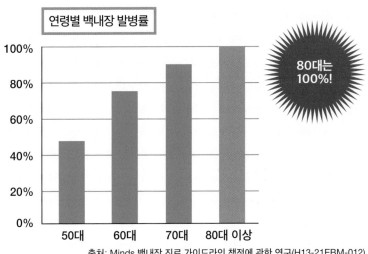

연령별 백내장 발병률

출처: Minds 백내장 진료 가이드라인 책정에 관한 연구(H13-21EBM-012)

당신의 눈 건강은 이미 악화되고 있을지도 모릅니다. 눈은 30대 후반부터 노화되기 때문이죠. 조금이라도 침침함과 흐릿함이 느껴진다면 이미 위험 신호일지 모릅니다. 눈은 2개이기 때문에 한쪽 눈에 문제가 생겨도 다른 쪽 눈이 보완해줄 수 있습니다. 그래서 **두 눈으로 볼 때 이상을 느끼고 있다면 이미 안질환이 진행되고 있을 가능성이 있다는 것입니다.**

특히 40세 이후부터는 누구나 한 달에 한 번 집에서 눈 검사를 해야 합니다. 스스로 정기적인 확인이 가능하도록 자가 검사를 습관화하는 것이 좋겠습니다. 그렇다면 지금 바로 첫 번째 검사를 시작해봅시다.

차례

PART 1 │ 실명에 이를 수 있는 안질환, '녹내장'

PART 2 | 안개가 낀 것처럼 흐리게 보인다면, '백내장'

PART 3 | 노화 외에도 원인은 있다, '노인황반변성'

PART 6 | 어깨 결림, 두통, 피로를 동반하는 '눈꺼풀 처짐'

PART 7 | 결코 가벼울 수 없는 불편함, '노안'

STEP 1 | 자가 검사

어떻게 보이는지 확인해보자

점검 내용에 따라 책을 보면서 검사합니다. 이때 반드시 한쪽씩

실시합니다.

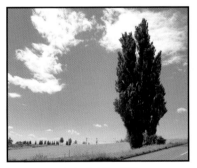

시야 검사(녹내장)

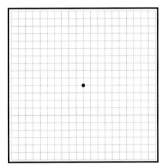

암슬러 차트(노인황반변성)

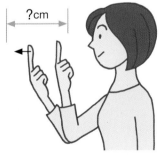

근점 검사(노안)

증상과 위험도를 진단해보자

각 질환에 해당하는 증상과 위험도를 제시하였습니다. 몇 가지가 해당되는지 표시해봅시다.

✔️ **빛 주위에 무지개가 보인다**

→ 안질환일 가능성이 있다고 판단되면 가까운 안과를 방문하기 바랍니다. 안질환은 소리 없이 진행되기 때문에 정기적으로 검사해야 합니다.

STEP 2 | 안질환 이해하기

어떤 병일까?

왜 시야 결손이 있고, 왜 눈이 침침할까, 왜 사물이 찌그러져 보일까? **안질환이 어떤 원리로 생기는지 해설하였습니다.** 병에 대해 이해하고 난 뒤 안과 의사의 설명을 들으면 더 쉽게 이해할 수 있을 것입니다.

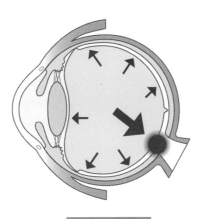

예: 녹내장

어떤 치료법이 있을까?

병이 의심된다면 치료법에 대한 걱정이 앞설 것입니다. **질환별로 치료법을 정리해두었으니 사전 지식으로 알아두었다가 안과에 검진을 받으러 갈 때 참고하기 바랍니다.**

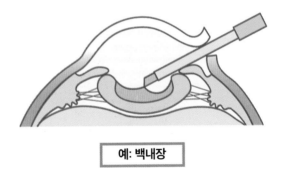

예: 백내장

→ 증상이 없어도 안질환이 걱정된다면 가까운 안과에 방문해 검진을 받아야 합니다. 40세를 넘기고도 눈 검사를 받은 적이 없다면 더 이상 미루지 말고 꼭 안과를 방문해야 합니다.

PART 1

실명에 이를 수 있는 안질환, '녹내장'

Check 1 자가 진단

다음과 같은 증상이 있나요?

✔ 시야 결손이 있다

✔ 빛 주위에 무지개가 보인다

✔ 눈이 침침하다

✔ 어두운 곳에서 잘 안 보인다

✔ 운전 중 신호를 놓칠 때가 있다

✔ 눈을 쉬게 해도 증상이 개선되지 않는다

※ 1개 이상 해당하면 녹내장에 걸릴 가능성이 높습니다.

Check 2 　시야 검사1

아래 그림을 30cm 거리에서 교대로 한쪽 눈을 가리고
봅니다.

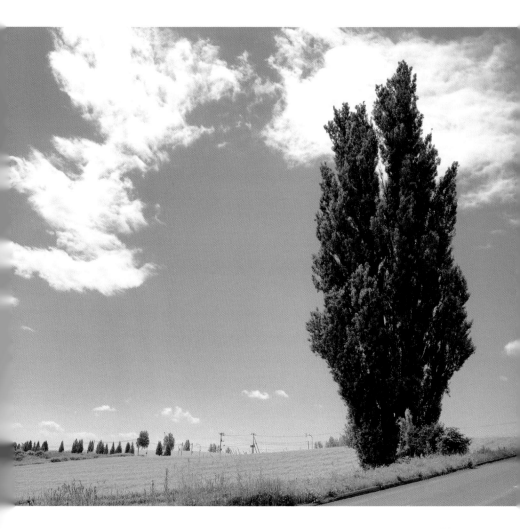

이렇게 보였나요?

① 시야 결손이 있다

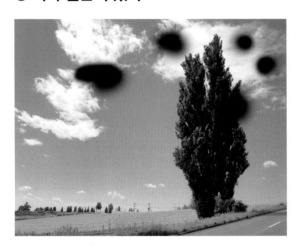

② 윗부분이 잘 보이지 않는다

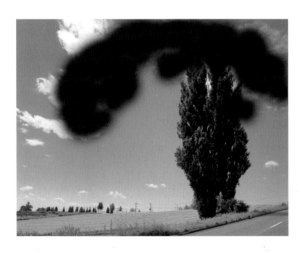

③ 전체적으로 보이지 않는다

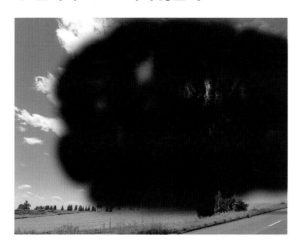

① 약간의 결손이 있지만 시야에 별다른 영향을 주지 않는다.
→ 녹내장 초기

② 시야 결손 범위가 넓어져 잘 보이지 않는다.
→ 녹내장 중기

③ 시야 결손 범위가 전체를 뒤덮어 거의 보이지 않는다.
→ 녹내장 말기

Check 3 시야 검사2

아래 그림을 30cm 거리에 두고 한쪽 눈을 가린 뒤 검은 점을 응시합니다. 그대로 시트를 천천히 시계방향으로 돌립니다. 반대쪽 눈으로도 동일하게 실시합니다.

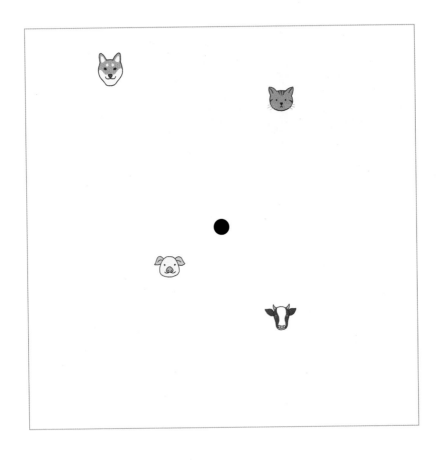

이렇게 보였나요?

✓ 시트를 돌리니 일부 동물이 사라졌다

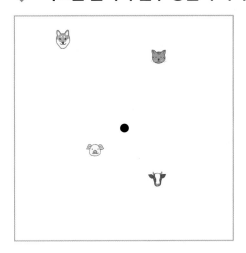

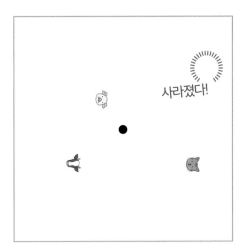

● 시계방향으로 90도
   돌린다

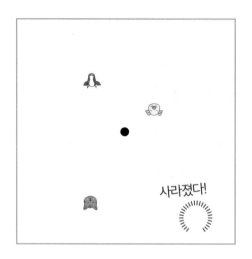

- 시계방향으로 180도 돌린다

사라졌다!

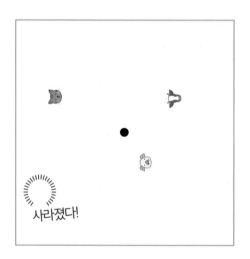

- 시계방향으로 270도 돌린다

사라졌다!

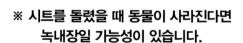

※ 시트를 돌렸을 때 동물이 사라진다면
녹내장일 가능성이 있습니다.

Check 4   위험도 자가 진단

다음 중 해당하는 항목이 있나요?

✔ 40세 이상이다

✔ 고도 근시다

✔ 고도 원시다

✔ 부모나 형제 중 녹내장을 앓은 사람이 있다

✔ 스테로이드제를 복용하고 있다

✔ 눈을 다친 적이 있다

※ 1개 이상 해당하면 녹내장에 걸릴 가능성이 높습니다.

녹내장이 생기면 시야 결손이 생긴다

녹내장이 생기는 원리

1 방수가 우각으로 배출되지 못한다!

망막

우각
(隅角)

각막

홍채

방수
(房水)

2 안압상승

수정체

유리체

신경계

시각 신경 유두

3 시각 신경 손상
↓
시야 결손

눈 속의 압력이 높아져 눈 안쪽 깊은 곳에 위치한 시각 신경 유두가 압박되면 시각 신경이 제 역할을 하지 못해 시야 결손이 생긴다.

조기에 발견해야 실명을 피할 수 있다

사물을 볼 수 있는 것은 빛이 눈의 가장 안쪽에 위치한 망막에 도달한 뒤 시각 신경을 통해 뇌로 전달되기 때문입니다. 녹내장이란 이 시각 신경이 손상되어 시야 결손이 유발되는 병이죠. **주요 원인은 눈 속의 압력, 즉 '안압'의 상승입니다.** 그러나 안압이 정상 범위에 있어도 녹내장이 생기는 경우가 많아 결코 안심할 수 없는 골칫거리 중 하나입니다.

녹내장은 40대 이상의 중장년층에게서 많이 나타납니다. 초기 단계에서는 자각 증상이 없어서 대부분 알아차리지 못합니다. 또 증상이 매우 서서히 진행되는 것도 이 병의 특징입니다. 시야 결손의 범위가 조금씩 넓어지다 보니 그것에 금방 적응하게 되는 것이죠. 또 **우리는 양쪽 눈을 사용하기 때문에 결손 부분이 보충되어 자각하기가 더 어렵습니다.** 그래서 증상을 감지했을 때는 이미 심각한 상태까지 진행되었을 수 있습니다. 최악의 경우 실명에 이르기도 합니다.

일본에서는 실제로 성인이 되어 실명하는 중도 실명의 원인 1위가 당뇨 망막증이었는데 이를 제치고 2002년부터 녹내장이 1위를 차지하고 있습니다. 손쓸 수 없는 상태에 이르기 전에 조기 발견해서 빠르게 치료하는 것만이 답입니다.

안압이 높아져 시각 신경이 손상된다

앞에서 말했듯이 녹내장의 명백한 원인 중 하나가 바로 안압의 상승에 따른 시각 신경의 압박입니다. 그런데 안압은 왜 상승하는 것일까요?

먼저 '방수'의 양이 증가하기 때문입니다. 방수란 각막과 수정체 사이를 채우고 있는 투명한 액체입니다. 방수는 끊임없이 순환하면서 각막과 수정체에 영양과 산소를 공급합니다. 그리고 흡수한 노폐물을 우각을 통해 체외로 배설하는 역할도 합니다.

방수의 생산량과 배출량이 균형을 이루고 있으면 방수의 전체 양에 변동이 없어서 안압이 일정하게 유지됩니다. 그러나 배출구가 막히거나 또 다른 요인으로 방수가 정체되면 눈 속의 방수량이 많아져서 안압이 상승합니다.

안압을 상승시키는 요인은 그 밖에도 여러 가지가 있습니다. 스트레스와 흡연이 대표적이고, 눈을 강하게 압박하는 행위, 스마트폰과 컴퓨터를 장시간 사용하는 것도 안압 상승에 영향을 준다고 합니다.

시각 신경이 안구를 빠져나가는 부위를 시각 신경 유두라고 하는데, **안압이 올라가면 이 시각 신경 유두가 압박되고 결국 시각 신경이 손상되어 시야 결손 등의 증상이 나타나는 것입니다.**

말기에 이르도록 자각하지 못하면 실명의 위험이 급상승한다

한쪽 눈이 정상이면 알아차리기가 쉽지 않다

안압이 올라간다고 해서 통증이 생기지는 않습니다. 또 대부분은 한쪽 눈의 시야에 결손이 생겨도 상당한 수준으로 진행되기 전까지는 자각 증상이 없습니다. 이것은 우리 눈이 서서히 생기는 결손에 적응하는 데다가 다른 눈이 보완을 해주어 뇌가 그 부분의 이미지를 보정하기 때문입니다.

녹내장의 초기 단계는 눈의 중심에서 약간 떨어진 곳에 보이지 않는 점, 이른바 암점이 외따로 생기는 정도입니다. 중기가 되면 이 암점이 커지면서 시야의 결손 범위가 넓어지기 시작합니다. 이 단계에서는 책의 글자 중 보이지 않는 글자가 생기거나 집 안에서 가구에 부딪히는 등 이상을 감지하게 됩니다.

하지만 시야의 절반 이상이 보이지 않는 말기에 이르도록 알아차리지 못하는 경우도 있습니다. 여기까지 진행되면 일상생활에 지장을 초래하게 되며 더 방치하면 실명에 이를 위험성이 높아집니다.

녹내장의 유형

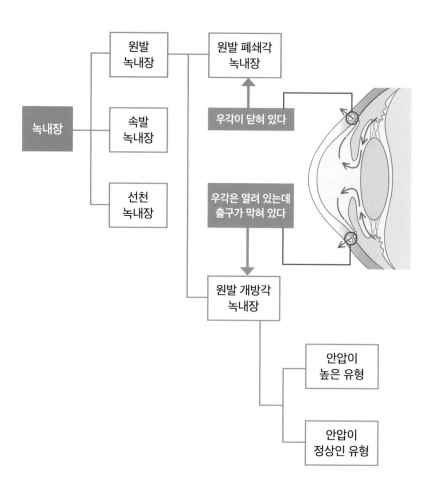

- 녹내장
  - 원발 녹내장
    - 원발 폐쇄각 녹내장

      우각이 닫혀 있다

    - 원발 개방각 녹내장

      우각은 열려 있는데 출구가 막혀 있다
      - 안압이 높은 유형
      - 안압이 정상인 유형
  - 속발 녹내장
  - 선천 녹내장

녹내장은 **원인을 특정할 수 없는 원발 녹내장, 다른 질환을 원인으로 생기는 속발 녹내장, 선천적인 원인으로 생기는 선천 녹내장** 등 크게 3가지로 나뉩니다. 이 중 전체 녹내장의 약 90%를 차지하는 것이 바로 '원발 녹내장'입니다.

이 원발 녹내장은 방수의 출구에 해당하는 우각의 상태에 따라 2가지 유형으로 나뉩니다. '원발 개방각 녹내장'과 '원발 폐쇄각 녹내장'입니다. 원발 개방각 녹내장에는 안압의 수치가 높은 유형과 안압의 수치가 정상인 유형(정상 안압 녹내장)이 있고, 원발 폐쇄각 녹내장에는 '만성형'과 '급성형'이 있습니다.

사실 일본 녹내장 환자 중 약 70%는 안압이 높지 않은 정상 안압 녹내장입니다. 그 이유는 아직 명확히 밝혀지지 않았지만 노화에 따른 시각 신경 기능의 저하나 혈행 불량 등을 원인으로 보고 있습니다. 또 원발 개방각 녹내장 환자 가운데는 고도 근시인 사람이 많습니다. 그래서 근시도 발병 요인 중 하나인 것으로 추측하고 있습니다.

원발 개방각 녹내장의 안압과 시야

정상

안압이 당사자에게 정상이면 시야 결손이 전혀 없다.

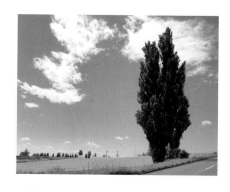

녹내장 초기

안압이 높아져 시각 신경이 손상되기 시작하면 시야 결손이 조금 나타난다.

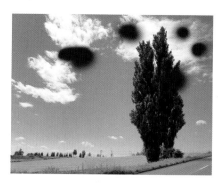

녹내장 중기

안압이 높은 상태가 이어지면 시야 결손 범위가 차츰 확대된다.

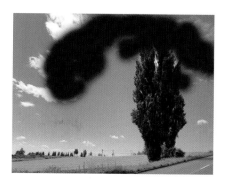

※ 정상 안압 녹내장은 안압의 수치가 정상 범위에 있더라도 당사자에게는 상대적으로 높아서 시각 신경이 손상되는 것이다.

안압을 떨어뜨리는 녹내장 치료가 있다

점안액을 조합하여 안압을 정상으로 되돌린다

한번 손상된 시각 신경은 원래대로 되돌릴 수 없습니다. 그래서 **녹내장 치료는 증상의 악화를 막고 현 상태를 최대한 길게 끌고 가는 것을 목적으로 합니다.** 특히 안압을 적정 수준으로 되돌리는 데 주안점을 둡니다. 이때 점안액을 이용한 약물치료가 가장 기본입니다.

이 약물치료는 안압을 떨어뜨리기 위해 시행합니다. 안압이 높은 유형뿐 아니라 정상 안압 유형도, 그 사람에게 적절한 목표 안압을 설정하여 점안액을 처방합니다. **약에는 방수의 생산량을 억제하는 것과 방수의 배출을 촉진하는 작용을 하는 것이 있습니다.** 증상에 맞게 여러 약물을 조합하여 처방하기도 합니다. 단, 어느 약에나 부작용이 있듯이 점안액도 예외는 아닙니다. 불편한 증상이 생기면 반드시 담당 의사와 의논하도록 합시다.

점안액 바르게 넣는 법

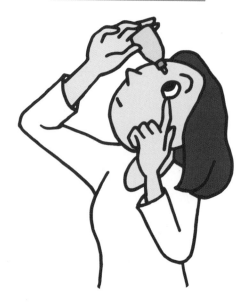

STEP 1   비누칠을 해서 손과 손가락을 깨끗하게 씻는다.

STEP 2   위를 보고 아래 눈꺼풀을 당겨 점안액을 한 방울 떨어뜨린다. 한 방울로 충분하다.
※양 눈에 점안하는 경우 다른 쪽 눈도 똑같이 실시한다.

STEP 3   눈을 살며시 감고 3~5분 기다린다.

STEP 4   약이 눈에서 넘치면 티슈로 닦아낸다.

방수의 배출을 촉진하거나 배수로를 만드는 방법이 있다

약물치료로 효과를 보지 못했다면 레이저 치료를 검토해볼 수 있습니다. 레이저 치료에는 배출구로 방수가 잘 흘러나가도록 섬유 잔기둥 그물을 확장하는 '레이저 섬유주 성형술'과 홍채에 작은 구멍을 내어 방수의 배출로를 만드는 '레이저 홍채 절개술'이 있습니다.

레이저 치료는 수술에 비해 환자의 심리적 부담이 적고 입원할 필요도 없지만 단점도 있습니다. 예컨대 섬유주 성형술의 경우, 효과를 보기까지 시간이 걸리거나 지속력이 약할 수 있습니다. 또 홍채 절개술의 경우, 각막에 혼탁이 있으면 레이저가 도달하지 못할 수 있습니다.

약물치료나 레이저 치료로도 안압이 떨어지지 않는다면 수술을 검토해볼 수 있는데 가장 일반적인 수술은 방수의 배수로를 새로 만드는 '섬유주 절제술'입니다. 이 방법으로도 개선되지 않을 때는 튜브를 삽입하여 배출로를 확보하는 '방수유출장치 삽입술'을 시행합니다. 또 가벼운 원발 개방각 녹내장일 때는 막힌 섬유 잔기둥을 절개하는 '섬유주 절개술'을 시행할 수도 있습니다.

급성 녹내장 발작은 며칠 내에 실명할 수도 있다

녹내장은 대부분 만성 질환이지만 안압이 갑자기 급격하게 떨어지는 '급성 녹내장 발작'을 일으키는 경우도 있습니다. 이런 경우는 홍채와 수정체 사이에 있는 방수의 통로가 갑자기 차단되어 우각이 완전히 폐쇄되면서 방수가 전혀 배출되지 못하는 것이 원인입니다. 이때 방수량이 급격히 증가하면서 안압이 단숨에 상승해 발작을 일으키는 것이죠.

정상 안압은 10~21mmHg(수은주밀리미터)인데, 이 발작의 경우 50~60mmHg 이상까지 뛰어오르기 때문에 즉시 치료하지 않으면 수일 내 실명할 수 있습니다. 극심한 두통과 눈의 통증, 충혈, 구토감, 침침함 등의 증상이 나타납니다. 시력도 떨어져 사물을 잘 보지 못합니다.

급성 녹내장 발작은 중장년층 여성에게서 발병 빈도가 높다는 보고가 있습니다. 또 젊어서 먼 곳이 잘 보이는 원시였거나 가족 중 녹내장 환자가 있는 경우에 급성 녹내장 발작이 발병할 위험이 큽니다. 본인이 이런 경우에 해당한다면 정기적으로 안과 검진을 받기 바랍니다.

PART 2

안개가 낀 것처럼
흐리게 보인다면,

'백내장'

Check 1 자가 진단

다음과 같은 증상이 있나요?

- ✔ 침침하고 뿌옇다
- ✔ 물체가 이중, 삼중으로 보인다
- ✔ 밝은 곳에서 눈부심이 심하다
- ✔ 어두운 곳에서 잘 안 보인다
- ✔ 노안이 해소된 것 같다
- ✔ 눈동자가 하얘졌다

※ 1개 이상 해당하면 백내장일 가능성이 있습니다.

Check 2　숫자 식별 검사

다음 시트를 30cm 거리에서 교대로 한쪽 눈을 가리고 봅니다.

윗줄에서는 숫자가 몇 개 보였나요?
아랫줄에서는 숫자가 몇 개 보였나요?

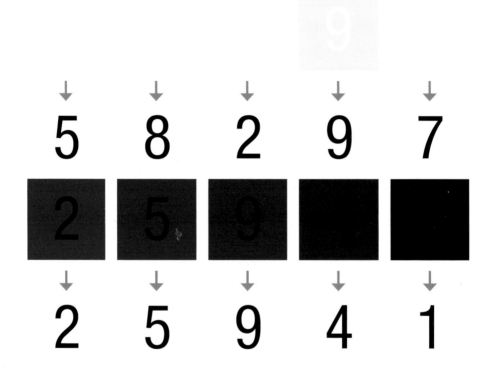

↓   ↓   ↓   ↓   ↓

5   8   2   9   7

2   5   9

↓   ↓   ↓   ↓   ↓

2   5   9   4   1

✓

※ 위아래 모두 0~2개밖에 보이지 않았다면
백내장일 가능성이 있습니다.

다음 중 해당하는 항목이 있나요?

- ✔ 스테로이드제를 장기간 복용하고 있다
- ✔ 아토피성 피부염이 있다
- ✔ 당뇨병을 앓고 있다
- ✔ 포도막염 진단을 받은 적이 있다
- ✔ 눈을 다친 적이 있다
- ✔ 항암 치료를 받고 있다
- ✔ 바깥 활동이 잦아 자외선에 많이 노출된다
- ✔ 과일과 녹황색 채소를 잘 먹지 않는다
- ✔ 본인이 담배를 피우거나 동거하는 가족 중 흡연자가 있다
- ✔ 콜레스테롤 수치가 높다

※ 1개 이상 해당하면 백내장에 걸릴 가능성이 높습니다.

백내장이 생기면
눈이 침침하고 뿌옇게 보인다

백내장이 생기는 원리

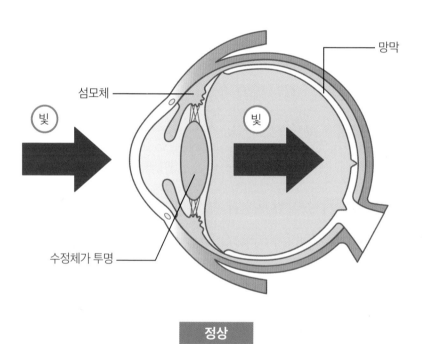

망막

섬모체

빛

빛

수정체가 투명

정상

수정체에 혼탁이 생기면 빛이 산란을 일으켜
망막에 정상적으로 상이 맺히지 못한다.

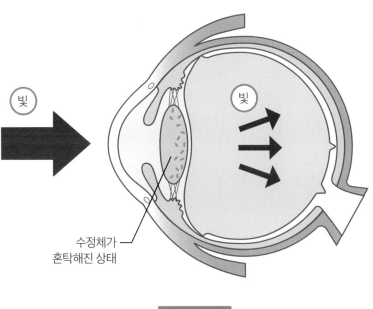

빛

빛

수정체가
혼탁해진 상태

백내장

백내장의 발병률은 나이가 들수록 높아진다

눈이 침침해지고 시력이 떨어지며 어두운 곳에서 잘 안 보이는 증상을 동반하는 백내장. 그 원인은 여러 가지가 있는데 노화로 발생하는 '노인 백내장'이 전체의 90% 이상을 차지합니다. 또 백내장은 나이가 들수록 발병률이 높아집니다. 50대에는 약 50%, 60대에는 약 60%, 70대에는 약 80%, 80대 이상이 되면 거의 모든 사람에게 수정체의 혼탁 현상이 생긴다고 알려져 있습니다. 단, 그 증상의 정도에는 개인차가 있어서 모든 사람이 시력 장애를 겪는 것은 아닙니다.

백내장도 녹내장처럼 서서히 진행되기 때문에 발병을 자각하지 못하는 경우가 많습니다. 시야에 이상이 생겨도 진행이 느려서 증상에 익숙해지거나 아직 발병하지 않은 눈이 시력을 보완해주어 뇌가 시야를 보정하기 때문입니다. 그래서 백내장도 조기 발견과 조기 치료가 최선책입니다. 50대에 접어들었다면 정기적으로 한쪽 눈을 손으로 가리고 다른 쪽 눈으로 물체를 보면서 증상이 있는지를 확인해보기 바랍니다.

백내장의 원인은 수정체의 혼탁이다

백내장은 눈 속에서 렌즈의 역할을 하는 '수정체'가 혼탁해져서 생기는 병입니다. 증상이 진행되면 눈이 침침하고 시야가 뿌옇게 보이며 어두운 곳에서 잘 보이지 않는 증상이 나타나기 시작합니다.

수정체의 핵은 혼탁해지면 굳어져서 일시적으로 근시 상태를 만듭니다. 이로 인해 가까운 것이 잘 보이는 현상을 경험하는 사람도 적지 않습니다. 그러나 혼탁의 범위가 넓어지면서 시력은 결국 떨어집니다.

수정체는 무색투명하며 탄력 있는 조직입니다. 주로 단백질과 물로 이루어져 있죠. 지름은 약 10mm이며 두께가 있는 볼록렌즈 형태입니다. 수정체는 들어온 빛을 굴절시켜 망막에 상을 맺히게 하는 렌즈의 역할을 합니다. 또한 섬모체 근육의 작용을 통해 두께를 조절하여 초점을 조정하는 역할도 합니다.

이 수정체가 혼탁해지면 빛은 제대로 굴절되지 못하고 산란 현상을 일으킵니다. 그래서 망막에 선명한 상이 맺히지 않아 뿌옇게 보이는 것입니다. **혼탁의 원인은 노화에 따른 수정체 내의 단백질 변성으로 추정하고 있습니다.**

백내장은 3가지 유형으로 나뉜다

수정체 가장자리부터 혼탁해지는 유형이 많다

수정체 바깥쪽은 '낭'이라는 얇은 막이 감싸고 있는데, 앞부분을 전낭, 뒷부분을 후낭이라고 부릅니다. 그 안쪽에 있는 것이 무색투명한 '겉질'과 '핵'입니다. 그리고 수정체 주위에는 '띠섬유'라는 가느다란 섬유 형태의 조직이 있는데 이것이 수정체와 섬모체를 이어줍니다. **노인 백내장은 이 수정체의 혼탁이 발생하는 부위에 따라 크게 3가지 유형으로 나뉩니다.**

먼저, 가장 많은 것은 '겉질 백내장'입니다. 이 경우에는 수정체 주변부에 있는 겉질에서 중심을 향해 쐐기 모양으로 혼탁이 진행됩니다. 다음으로 많은 것이 '핵 백내장'입니다. 이 경우에는 수정체 중심부에 있는 핵에서 혼탁이 시작됩니다. 핵은 혼탁과 함께 굳어져 굴절률이 높아집니다. 이로 인해 일시적으로 노안이 개선되기도 합니다. 마지막으로 수정체 뒤쪽의 후낭 가까이에 있는 겉질에서부터 수정체가 혼탁해지는 '후낭 밑 백내장'이 있습니다.

노인 백내장의 유형

겉질 백내장

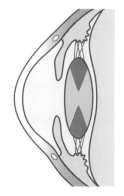

혼탁이 수정체 주변부에 있는 겉질에서 시작된다.

핵 백내장

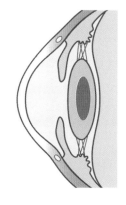

혼탁이 수정체 중심부의 핵에서 시작된다.

후낭 밑 백내장

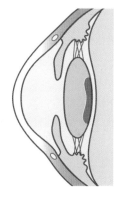

혼탁이 수정체 뒤쪽 후낭 가까이에 있는 겉질에서 시작된다.

백내장은 당뇨병 등의 합병증으로도 생긴다

노화 이외의 원인으로 생기는 백내장도 있습니다. 먼저, 다른 병의 합병증으로 생기는 '병발 백내장'부터 알아봅시다. 병발 백내장에는 당뇨병을 원인으로 수정체가 혼탁해지는 '당뇨 백내장'과 아토피성 피부염의 합병증으로 생기는 '아토피 백내장'이 있습니다. 또 홍채와 섬모체, 맥락막에 염증이 생기는 포도막염을 원인으로 수정체가 혼탁해지기도 합니다.

다음으로 '약물성 백내장'이 있습니다. 스테로이드제를 장기간 다량 복용하는 경우 백내장을 일으키기 쉽다고 알려져 있습니다. 또 최근에는 항암제의 사용으로 백내장이 발생하는 사례도 있습니다. 그밖에 선천적으로 수정체에 혼탁이 있는 '선천 백내장'과 눈을 크게 다치거나 세게 비비는 등 외부의 자극으로 수정체가 손상되어 혼탁이 생기는 '외상 백내장'이 있습니다.

자외선이 수정체의 혼탁을 촉진한다는 사실도 밝혀졌습니다. 따라서 자외선을 차단해 주는 색이 짙은 선글라스를 쓰고, 챙이 넓은 모자나 양산을 챙겨 쓰는 등 자외선으로부터 눈(수정체)을 보호하는 데 힘쓰는 것이 좋습니다.

노화 이외의 원인으로 생기는 백내장

주요 병발 백내장	그 밖의 주요 백내장
● 당뇨 백내장 당뇨병의 합병증으로 발병한다.	● 외상 백내장 눈 또는 눈 주위를 다쳐서 발병한다.
● 아토피 백내장 아토피성 피부염의 합병증으로 발병한다.	● 자외선 백내장 눈이 자외선에 과잉 노출되면 발병한다.
● 약물성 백내장 스테로이드제와 항암제를 장기간 복용하여 발병한다.	● 방사선 백내장 눈이 방사선에 과잉 노출되면 발병한다.

인공 렌즈를 삽입하여
새로운 눈을 얻을 수 있다

투명한 인공 렌즈로 시야를 맑게 한다

혼탁해진 수정체를 제거하고 대신 '인공 렌즈'를 삽입하는 것이 백내장 수술입니다. 방법은 크게 2가지가 있습니다. 수정체의 핵과 겉질을 초음파로 찢어서 빼내는 '초음파 유화 흡입술(PEA, phacoemulsificatrion and aspiration)'과 찢지 않고 그대로 빼내는 '낭외 적출술(ECCE, Extra Capsular Cataract Extraction)'입니다.

최근에는 병이 비교적 많이 진행되지 않은 단계에서 수술을 받는 사람이 늘어서 ECCE의 시행은 줄고 있습니다. 혼탁한 수정체를 제거하고 깨끗한 새 렌즈를 넣는 수술들이기 때문에 이후에 시야가 크게 개선됩니다. 또 렌즈의 종류와 도수를 선택할 수 있어서 예컨대 근시가 완화되거나 난시가 교정되기도 합니다. 즉, **백내장 수술은 '새로운 눈을 얻을 기회'라고도 할 수 있습니다.**

백내장 수술의 종류

낭외 적출술(ECCE)

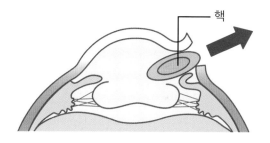

혼탁해진 핵을 그대로 빼내고 인공 렌즈를 삽입한다.

초음파 유화 흡입술(PEA)

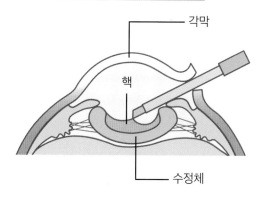

초음파로 핵을 찢어서 핵 안에 인공 렌즈를 삽입한다.

렌즈는 자신의 생활패턴을 고려해 선택한다

삽입하는 인공 렌즈로는 일정한 거리에서만 초점이 맞는 '단초점 렌즈'와 근시와 원시를 모두 커버해주는 '다초점 렌즈'가 있습니다. 단초점 렌즈는 정해진 거리에서만 초점이 맞아서 먼 거리나 가까운 거리를 모두 선명하게 보려면 안경을 통한 시력 보정이 필요합니다. 단, 건강보험이 적용되기 때문에 수술비용을 줄일 수 있다는 장점이 있습니다.

반면, 다초점 렌즈는 먼 거리와 가까운 거리 모두 초점이 맞기 때문에 안경으로 교정할 필요가 없습니다. 그러나 건강보험이 적용되지 않아 수술비용이 비싸며 사람에 따라서는 단초점 렌즈보다 만족도가 떨어지기도 합니다.

렌즈를 선택할 때는 수술비용, 생활패턴, 직업 등을 고려하여 가장 적합한 것으로 선택해야 합니다. 또한 안경이나 콘택트렌즈와 달리 인공 렌즈는 일단 눈 속에 삽입하면 쉽게 교체할 수 없기 때문에 **수술 전 눈의 상태를 잘 확인하고 충분히 고민하여 신중하게 결정하는 것이 중요합니다.**

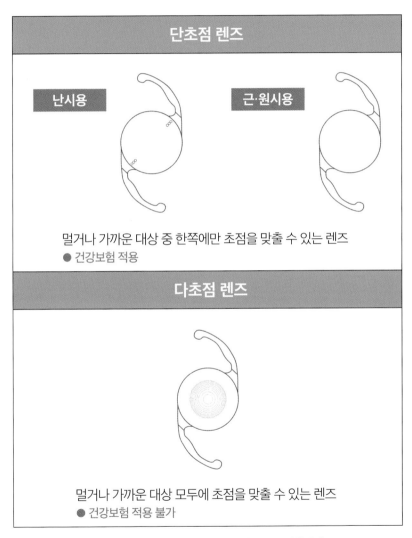

렌즈의 종류

단초점 렌즈

난시용

근·원시용

멀거나 가까운 대상 중 한쪽에만 초점을 맞출 수 있는 렌즈
● 건강보험 적용

다초점 렌즈

멀거나 가까운 대상 모두에 초점을 맞출 수 있는 렌즈
● 건강보험 적용 불가

* 건강보험 적용 가능 여부는 우리나라도 동일합니다.

PART 3

노화 외에도 원인은 있다,

'노인황반변성'

Check 1 　자가 진단

다음과 같은 증상이 있나요?

✔ 사물이 찌그러져 보인다

✔ 중심이 어두워서 잘 보이지 않는다

✔ 사물이 흐릿하게 보인다

✔ 사물이 작게 보인다

✔ 물체가 이전과 다른 색으로 보일 때가 있다

✔ 작업하고 있는 손끝이 잘 보이지 않을 때가 있다

※ 1개 이상 해당하면 노인황반변성일 가능성이 있습니다.

Check 2 암슬러 차트

30cm 거리에서 한쪽 눈을 가리고 다음 시트의 검은 점을
봅니다. 다른 쪽 눈도 똑같이 실시합니다.

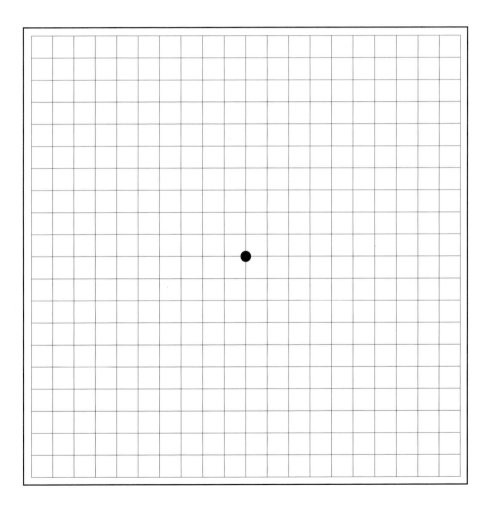

이렇게 보였나요?

✔ **중심부가 흐릿하고 뿌옇게 보인다**

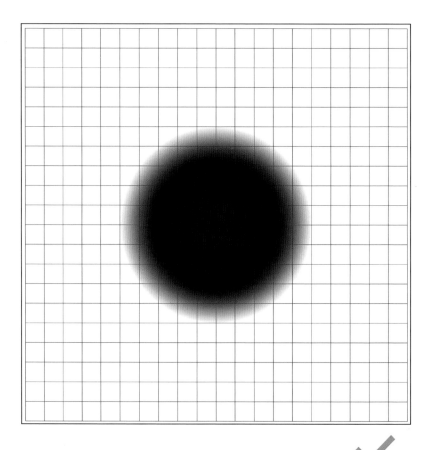

※ 중심부가 뿌옇게 보인다면 노인황반변성일 가능성이 있습니다.

✔ 선이 희미하고 휘어져 보인다

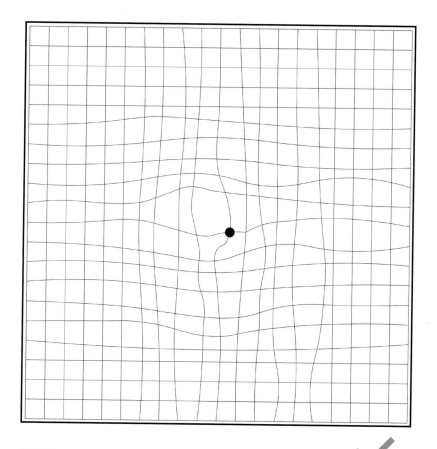

※ 선이 휘어져 보인다면 노인황반변성일 가능성이 있습니다.

노인황반변성이 생기면
사물이 찌그러지고 흐릿해 보인다

노인황반변성이 일어나는 원리

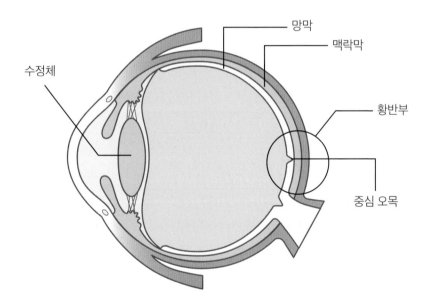

수정체

망막

맥락막

황반부

중심 오목

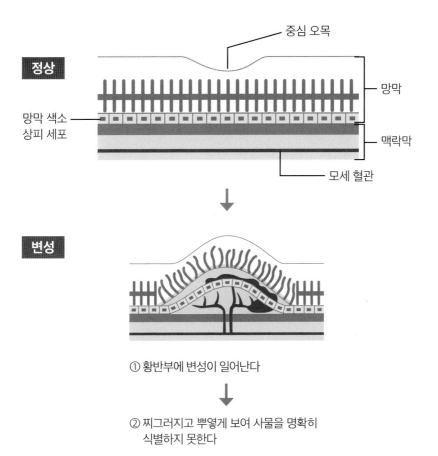

황반부 단면

중심 오목

정상

망막

망막 색소
상피 세포

맥락막

모세 혈관

변성

① 황반부에 변성이 일어난다

② 찌그러지고 뿌옇게 보여 사물을 명확히
식별하지 못한다

'황반부'에는 시력을 담당하는 세포가 집중되어 있다

흔히 눈을 카메라에 비유합니다. 눈의 안쪽에 있는 '망막'은 카메라로 치면 필름에 해당하는 막이죠. 이곳에는 빛과 색을 감지하는 시각 세포가 촘촘하게 분포되어 있습니다. 그 망막의 중심부에 지름 약 6mm의 '황반부'가 있습니다.

황반부는 특이한 구조로 이루어져 있어서 미세한 것을 식별하고 빛을 감지하는 작용을 합니다. 망막 내에서도 시력을 관장하는 가장 중요한 역할을 하는 부위입니다. 특히 황반부 중심에는 지름 약 0.4mm의 작은 점 모양으로 오목 파인 부분이 있습니다. 이 부분을 '중심 오목'이라고 합니다. 사물을 보는 데 필요한 시각 세포가 여기에 집중되어 있어서 자극에 민감하며 시력에 가장 깊이 관여하는 부위입니다.

나이가 들어 이 황반부가 변성되면(노인황반변성) 망막의 다른 부분에 문제가 없더라도 시력이 현저하게 떨어집니다. 그리고 사물이 찌그러져 보이거나 중심부가 어둡게 보여 사물을 정확하게 식별하지 못합니다. 나아가 변성이 중심 오목을 침범하면 일상생활에 지장을 초래할 만큼 시력이 떨어집니다.

시각 세포가 손상되면 시력이 뚝 떨어진다

노인황반변성은 50세 이상의 남성에게서 많이 나타나며 연령이 높아질수록 발병 비율도 증가합니다. 서양에서는 중도 실명의 원인 1위가 바로 이 노인황반변성입니다. 일본에서도 고령화와 더불어 최근 노인황반변성 환자 수가 증가하고 있는데 50세 이상 성인 80명 중 1명꼴로 발병하고 있습니다. 안경 등으로 교정을 했어도 시력이 0.1 이하인 상태를 일본에서는 '사회적 실명'이라고 하는데 노인황반변성이 가장 큰 원인입니다.

황반부의 변성이 진행되면 시야의 중심부, 사람의 얼굴이나 TV의 중심이 어둡게 보이고 글자를 읽기 어려워집니다. 또 황반부에 많이 분포하는 시각 세포는 색깔을 식별하는 기능을 하는데 변성과 함께 빛을 감지하지 못해 제 기능을 할 수 없게 됩니다. 말기로 이행되면 고도의 시력 장애를 일으킵니다. 빛을 완전히 못 보는 것은 아니지만 사회적 실명 상태에 이르게 되죠.

우리는 평소 크게 의식하지 않고 눈에서 얻은 정보에 의지해 생활하고 있습니다. 눈을 통해서 얻는 정보량이 많기 때문에 시력이 떨어지면 일상생활에 큰 불편이 생깁니다.

진행이 빠른 '습성'은 일본인에게, 진행이 느린 '건성'은 서양인에게 많다

'습성 황반변성'은 비정상적인 혈관이 생겨나 발병한다

노인황반변성은 크게 '습성'과 '건성'으로 나뉩니다. 습성은 본래 존재하지 않는 비정상적인 혈관이 생겨나(신생 혈관) 유발됩니다. 건성은 망막의 가장 바깥쪽 부분에 해당하는 망막 색소 상피 세포와 그 주변 조직이 수축되어 일어납니다. '위축성 황반변성'이라고도 하죠.

두 유형 모두 나이가 드는 것과 연관이 있지만 변성의 원리와 진행방식은 다릅니다. **습성은 일본인에게, 건성은 서양인에게 많이 나타나는 유형입니다.** 구체적으로 살펴보면 먼저, 습성은 망막을 싸고 있는 '맥락막'에서 발생합니다. 망막을 향해 신생 혈관이 뻗어나는데 이때 혈관이 약하면 혈관 벽으로 혈액 성분이 새어 나오거나 혈관이 터지게 되는 것입니다. 그래서 진행이 빠르다는 특징이 있습니다. 한편, 건성은 황반부에 있는 시각 세포가 서서히 기능을 잃는 병입니다. 위축이 중심 오목을 침범하지 않는 한 시력은 유지됩니다.

노인황반변성의 유형

건성

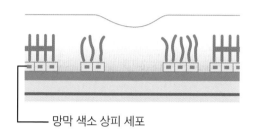

망막 색소 상피 세포

망막 색소 상피 세포와 주변 조직이 위축되어
황반부의 시각 세포가 사멸하는 유형

습성

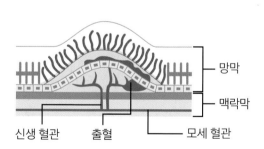

신생 혈관   출혈   모세 혈관

망막

맥락막

맥락막의 모세 혈관에서 신생 혈관이 증식하여
출혈과 삼출이 생기는 유형

자외선, 흡연, 스트레스…, 노화 외에도 위험인자는 있다

노인황반변성이 왜 일어나는지는 아직 명확하게 밝혀지지 않았습니다. 그러나 **노화가 깊이 관여하고 있는 것만은 확실합니다. 하지만 노화 외에도 여러 가지 위험 인자는 있죠.** 먼저, '유전적 소인'에 의해 발병하기 쉽다는 것이 밝혀졌습니다. 유전적 소인이 있다고 꼭 발병하는 것은 아니지만 그렇지 않은 사람과 비교하면 가능성이 높습니다. 따라서 가족 중 노인황반변성 환자가 있다면 주의해야 합니다.

그 밖에 비만, 고혈압 등 생활습관병과 흡연이 발병 위험을 높인다는 보고도 있습니다. 또 스트레스, 불규칙한 생활 리듬, 심장 질환, 편식 등도 발병 위험을 높인다고 합니다. 서양인의 경우, 눈의 색(홍채의 색)이 연하기 때문에 발병률이 높다고 알려져 있습니다.

노인황반변성의 위험인자

연령의 증가(50세 이상)	자외선	
흡연	채소를 먹지 않는 편식	스트레스
	가족력이 있는 사람	불규칙한 생활 리듬
	생활습관병	심장 질환

원인이 아직 불명확한 노인황반변성은
위와 같은 요소도 위험 인자로 보고 있다.

습성 황반변성의 치료법은 3가지다

주사로 1분 만에 끝나는 획기적인 치료법이 있다

건성은 효과적인 치료법이 아직 확립되지 않았습니다. **진행이 느리기 때문에 정기적으로 검사하고 경과를 관찰하는 것이 치료의 기본입니다.** 반면에 습성은 '항 VEGF(Vascular Endothelial Growth Factor) 주사 치료', '광역학 치료(PDT, Photodynamic Therapy, 암에 다량으로 모이는 광감수성 독성물질을 레이저조사로 반응시켜 암세포를 파괴하는 치료법−옮긴이)', '레이저 광응고술' 등 3가지 치료를 단독 또는 조합하여 시행합니다.

지금까지의 습성 황반변성 치료법은 레이저를 쐬어 진행을 억제하는 방법이 주류였습니다. 그런데 최근 획기적인 신약이 개발되어 이를 이용한 항 VEGF 주사 치료가 최우선 선택지가 되었습니다. 'VEGF'란 신생 혈관의 성장을 촉진하는 '혈관 내피세포 증식 인자'라는 물질입니다. '항 VEGF 약물'은 이러한 물질의 작용을 억제합니다. 이를 직접 주사하여 신생 혈관을 퇴행시키는 것이 항 VEGF 주사 치료입니다. 치료는 1분이면 끝나 입원할 필요가 없기 때문에 환자의 부담이 적은 치료 방법입니다.

눈 속 주사(항 VEGF 주사) 절차

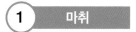

1 마취

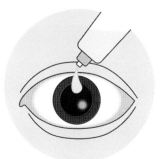

점안액이나 안구 표면 주사로 마취한다.

2 유리체에 주사

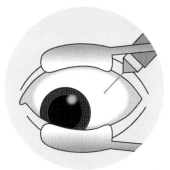

눈꺼풀이 닫히지 않도록 눈 벌리개로 고정하고
흰자 위쪽에서 유리체로 항 VEGF 약물을 주사한다.

신생 혈관을 레이저로 지져서 제거하는 치료법이 있다

'광역학 치료'란 약물과 레이저 치료를 병행하여 신생 혈관 속에 활성 산소를 발생시켜 혈전을 만드는 방식으로 혈관을 파괴하는 치료법입니다. 단 1회 치료로는 신생 혈관을 퇴행시키기 어렵기 때문에 몇 차례에 걸쳐 치료합니다.

일본에서는 이 치료를 처음 받을 때 후생노동성의 지침에 따라 수일간 입원해야 합니다. 이것은 치료에 사용되는 약이 레이저 이외에도 강한 빛에 반응하는 성질을 가지고 있어서 광과민증을 일으킬 수 있기 때문입니다. 그래서 퇴원 후 얼마간은 직사 일광을 쬐지 않도록 주의해야 합니다.

'레이저 광응고술'이란 강한 레이저로 신생 혈관을 지져서 제거하는 치료법입니다. 레이저 광선이 닿은 부분의 정상 조직도 파괴되기 때문에 신생 혈관이 중심 오목을 침범했을 때는 이 수술을 적용하지 못합니다. 그러나 항 VEGF 주사 치료나 광역학 치료와 달리 1회 치료로 신생 혈관을 제거할 수 있습니다. 다만, 재발의 위험은 있기 때문에 정기적인 검사를 꾸준히 받아야 합니다. 또한 치료에 걸리는 시간이 짧아 외래 치료가 가능하여 입원할 필요가 없다는 것도 장점이죠.

레이저 치료(광역학 치료) 절차

1 약을 주입

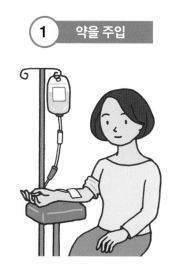

빛에 반응하는 약 '벌티폴핀(verteporfin)'을 주입한다.

2 레이저 쬐기

레이저 광선 —

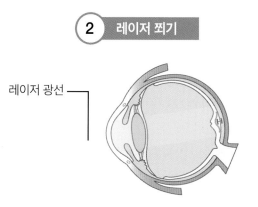

신생 혈관에 출력이 약한 레이저를 약 1분 30초 동안 쬔다.

PART 4

시력이 갑자기
뚝 떨어진다면

'망막 열공·망막 박리'

자가 진단

다음과 같은 증상이 있나요?

✔ **날파리가 날아다니는
것처럼 보인다**

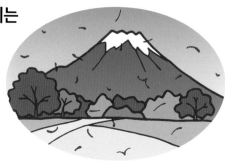

✔ **번쩍하는 섬광을
느낀다**

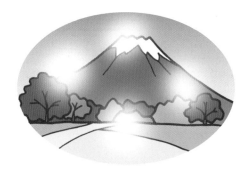

✔ **시야 결손이 있다**

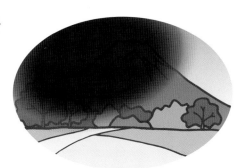

✔ **시력이 급격히
떨어진다**

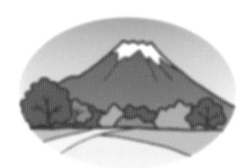

✔

※ 1개 이상 해당하면 망막 열공·망막 박리일 가능성이 있습니다.

망막 열공이나 망막 박리가 생기면 검은 점들이 떠다닌다

망막 열공, 망막 박리가 생기는 원리

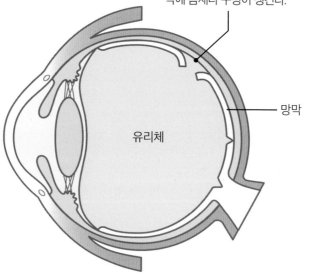

유리체를 채우고 있는 젤 상태의 물질이 응축되면서 망막을 강하게 잡아당겨 망막에 틈새나 구멍이 생긴다.

망막

유리체

망막 열공

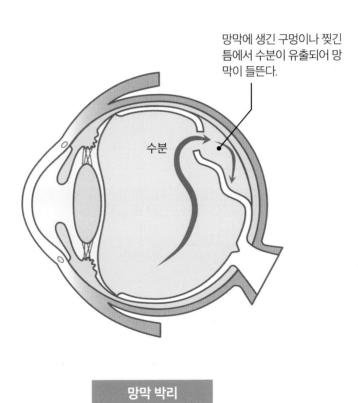

망막에 생긴 구멍이나 찢긴 틈에서 수분이 유출되어 망막이 들뜬다.

수분

망막 박리

권투 선수에게 망막 박리가 많이 생긴다

눈 속의 유리체는 젤 상태의 물질로 이루어져 있으며 눈을 구의 형태로 유지해줍니다. 나이가 들면 이것이 수분과 젤 상태의 물질로 분리되어 젤 상태의 물질이 위축되는데, 이때 망막과 유착되어 있던 부분이 떨어지며 유리체가 망막에서 들뜨게 됩니다. 이것을 '뒤 유리체 박리'라고 합니다. 그 결과, **망막이 유리체 쪽으로 강하게 잡아 당겨져 망막이 찢어지면서 틈새나 구멍이 생기는데 이것이 '망막 열공'입니다. 그리고 그 틈이나 구멍을 통해 수분이 망막 바깥쪽으로 유출되어 망막이 떨어지는 것이 '망막 박리'입니다.**

망막 박리는 다른 요인으로도 생깁니다. 예컨대 권투 선수 중 망막 박리 환자가 많은데, 이것은 펀치의 충격으로 유리체가 밀려서 망막과 접착되어 있던 부분이 세게 잡아 당겨지기 때문입니다. 또 고도 근시나 유전적 소인으로도 망막에 위축성 구멍이 생길 수 있습니다. 50대 이상의 성인뿐 아니라 20대 젊은이들 가운데도 망막 박리 환자가 많은 이유는 이처럼 외상이나 망막 변성을 원인으로도 망막 박리가 발생하기 때문입니다.

급격한 시력 저하는 망막 박리의 중요한 신호다

유리체나 망막에 이상이 생기면 특징적인 증상이 나타납니다. 대표적인 것이 **먼지나 벌레가 공중에 떠다니는 것처럼 보이는 '날파리증'입니다.** 날파리증은 대부분 특별히 치료할 필요 없는 생리적인 현상입니다. 하지만 이것이 망막 열공의 증상일 수도 있습니다. 이 경우, 망막에서 생긴 출혈로 시야의 일부에 부유물의 형체가 명확하게 보이거나 막이 쳐진 것처럼 거무스름한 것이 대량으로 보이는 것이기 때문에 주의해야 합니다.

또 **어두운 곳에서 시야의 가장자리에 빛이 보이거나 빛의 점멸이 느껴질 수 있습니다.** 이것을 '광시증'이라고 하는데 망막이 빨려 들어가 신경 세포가 자극을 받으며 일어나는 현상이기 때문에 망막 열공의 신호라고 볼 수 있습니다.

망막 박리가 더 진행되면 떨어진 부위에 대응하여 '시야 결손'이 생깁니다. 또 시력이 급격히 떨어진다면 망막 박리가 사물을 보는 데 중요한 황반부를 침범했을 가능성이 있습니다. 이러한 증상들은 망막 열공·망막 박리의 발병을 알려주는 중요한 신호입니다. 이런 증상이 있다면 바로 검사를 받아보는 것이 좋습니다.

조기 발견하면 입원 없이 시력과 시야를 대부분 회복한다

초기에는 레이저로 구멍을 막는다

망막 열공이나 망막 박리 모두 조기에 치료하면 장애를 남기지 않고 회복할 수 있습니다. 치료는 망막 열공의 단계에서는 '레이저 치료'를, 망막 박리일 때는 '공막 쪔 밀착술'이나 '유리체 절제술'을 실시합니다.

망막 열공의 단계에서 시도하는 레이저 치료는 구멍 주위에 레이저를 쏘아서 구멍을 막는 '레이저 광응고술'입니다. 화상 흔적과 같은 반흔을 만들어 망막을 접착시키는 방법으로 구멍을 막는 것입니다. 이 치료는 점안액을 넣어 마취한 뒤 특수한 콘택트렌즈를 장착하고 실시합니다. 10분 정도 소요되며 통증은 거의 없습니다. 입원하지 않고 외래 치료가 가능하지만 반흔이 생성되어 구멍이 막히기까지는 2~3주가 걸리기 때문에 그 기간에는 격렬한 운동을 피해야 합니다.

망막 열공 레이저 수술

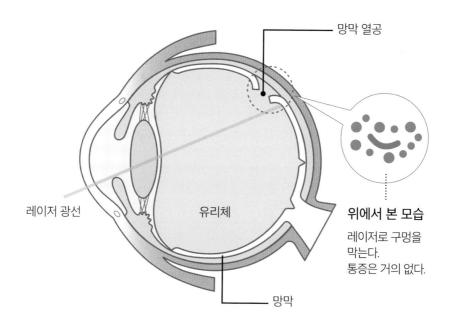

망막 열공

레이저 광선

유리체

망막

위에서 본 모습

레이저로 구멍을
막는다.
통증은 거의 없다.

두 종류의 망막 박리 수술로 떨어진 망막을 재접착한다

'공막 쬠 밀착술'이란 '버클링'이라는 실리콘 스펀지를 이용한 수술입니다. 안구 바깥쪽의 공막 둘레에 실리콘 스펀지를 고정하고 안구를 안쪽으로 오목하게 조여서 떨어진 망막을 접착시키는 것입니다. 이 치료는 젊은 환자들에게 시행하는 수술입니다. 젊은 사람은 안구에 탄력이 있어서 바깥쪽에서 압박하면 안쪽에서 되살아나는 힘이 작용하여 떨어진 망막이 잘 붙기 때문이죠.

반면에 '유리체 절제술'은 중장년층 환자에게 시행합니다. **위축되어 망막을 잡아당기는 유리체를 잘라 분리하고 흡인하여 제거하는 수술로 공막 쬠 밀착술보다 새로운 치료법입니다.** 이때 특수 가스를 눈 속에 주입하여 가스의 부력을 이용해 떨어진 망막을 원 상태로 되돌립니다. 이 방법을 '가스 주입술'이라고 합니다. 가스는 위쪽으로 모이기 때문에 수술 후에는 얼마간 엎드린 자세를 유지해야 합니다. 또한 개인차가 있지만 2가지 수술 모두 1~2주간 입원이 필요합니다.

망막 박리 수술

공막 죔 밀착술

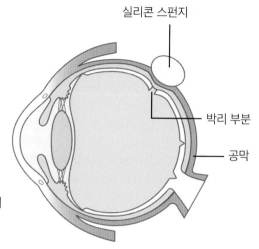

실리콘 스펀지

박리 부분

공막

안구 바깥쪽의 공막 둘레에
실리콘 스펀지를 고정하여
들뜬 망막을 재접착한다.

유리체 절제술

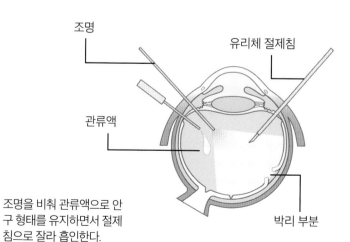

조명

유리체 절제침

관류액

박리 부분

조명을 비춰 관류액으로 안
구 형태를 유지하면서 절제
침으로 잘라 흡인한다.

PART 5

단순히 눈의 피로
때문이 아니다,

'안구 건조증'

Check 1 깜빡임 검사

10초간 깜빡이지 않고 참을 수 있나요?

10초

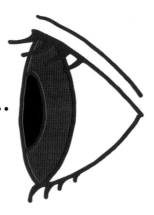

※ 10초를 참지 못하면 안구 건조증일 가능성이 있습니다.

Check 2 자가 진단

다음과 같은 증상이 있나요?

✓ 빛을 보면 눈부시다

✓ 눈이 쉽게 피로해진다

✓ 눈에 불쾌감이 있다

✓ 눈이 건조하게 느껴진다

✓ 눈에 이물감이 있다

✓ 눈이 자주 빨개진다

✓ 눈물이 잘 안 나온다

✓ 눈이 침침하다

✓ 눈을 뜨고 있기가 힘들다

✓ 컴퓨터로 장시간 작업하기가 힘들다

※ 1개 이상 해당하면 안구 건조증일 가능성이 있습니다.

안구 건조증이 생기면
눈에 통증이 느껴지고 눈이 금방 피로해진다

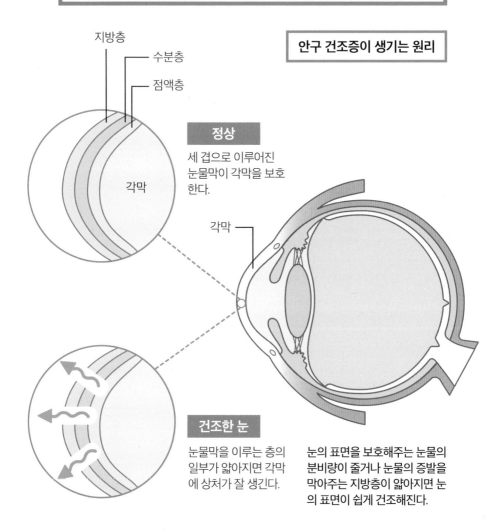

안구 건조증이 생기는 원리

지방층
수분층
점액층

정상

세 겹으로 이루어진
눈물막이 각막을 보호
한다.

각막

각막

건조한 눈

눈물막을 이루는 층의
일부가 얇아지면 각막
에 상처가 잘 생긴다.

눈의 표면을 보호해주는 눈물의
분비량이 줄거나 눈물의 증발을
막아주는 지방층이 얇아지면 눈
의 표면이 쉽게 건조해진다.

눈물의 분비량이 줄어들어 눈의 표면이 건조해진다

안구 건조증을 단순히 눈의 피로라고 착각하는 사람들이 많습니다. 그러나 **안구 건조증은 눈물의 분비량 감소와 질의 저하로 눈 표면이 건조해지는 엄연한 질환입니다.**

눈의 표면은 항상 얇은 막의 눈물로 덮여있습니다. 눈물은 눈이 건조해지는 것을 막아주고 눈에 산소와 영양을 공급하며 오염물질과 세균을 씻어내는 중요한 역할을 하죠. 그런데 눈물 분비량이 줄거나 눈물의 증발을 막는 지방 성분이 줄어들어 눈물의 질이 저하되면 눈의 표면은 쉽게 건조해집니다. 예컨대 눈물의 양이 충분하더라도 지방층을 만드는 눈꺼풀판샘에 이상이 있는 경우 안구 건조증을 일으킬 수 있습니다.

생활 환경도 눈의 건조에 큰 영향을 줍니다. 에어컨과 콘택트렌즈의 사용, 자동차 운전, 스마트폰과 컴퓨터 화면을 응시하는 활동들도 눈을 건조하게 만듭니다. 눈의 표면이 건조해지면 눈물의 보호를 받던 각막이 말라서 건조 증상 이외에 이물감, 통증과 무거움, 피로감, 침침함, 눈부심, 뜨고 있기 힘든 증상 등이 나타납니다.

생활 습관을 개선하면 증상을 경감시킬 수 있다

안구 건조증이 의심되는 경우, 눈물의 양을 확인하는 '쉬르머검사', 눈의 건조를 측정하는 'BUT(Break-up Time, 눈물막 파괴시간) 검사', 안구 건조의 중증도를 판정하는 '염색검사' 등을 시행합니다. 치료의 기본은 점안액을 써서 눈의 건조를 막는 것입니다.

치료에는 인공 눈물과 히알루론산을 함유한 점안액이 쓰입니다. 인공 눈물은 눈물에 가까운 성분으로 눈의 표면을 매끄럽게 하며 오염물을 씻어내는 효과가 있습니다. 히알루론산은 눈물을 눈 표면에 머물게 하여 건조를 막아주는 작용을 합니다. 점안액으로 개선되지 않을 때는 '눈물점 마개'를 사용해 치료합니다. 이것은 눈물의 배출구인 눈물점을 막아 눈물의 유출을 억제해 줍니다.

점안액 외에도 예컨대 깜빡임 의식하기, 가습기로 실내 습도 유지하기, 컴퓨터 등 눈을 많이 쓰는 작업 전후로 점안액 넣기, 보습 작용이 있는 일회용 콘택트렌즈 사용하기 등 일상생활 중 눈을 건조하게 만드는 요인을 줄이는 것이 중요합니다. 또한 점안액을 사용할 때는 방부제가 들어있지 않은 안구 건조증용을 선택하도록 합시다.

PART 6

어깨 결림, 두통, 피로를 동반하는

'눈꺼풀 처짐'

Check 1 　자가 진단

다음과 같은 증상이 있나요?

- ✔ 눈꺼풀이 무겁다
- ✔ 이마에 깊은 주름이 늘었다
- ✔ 옛날에 비해 눈이 작아진 것 같다
- ✔ 시야가 좁아졌다고 느낄 때가 있다
- ✔ 눈꺼풀이 우묵하게 패여있다
- ✔ 윗눈꺼풀을 들어 올리지 못한다

※ 1개 이상 해당하면 눈꺼풀 처짐일 가능성이 있습니다.

Check 2 윗눈꺼풀 확인

윗눈꺼풀이 어디에 있나요?

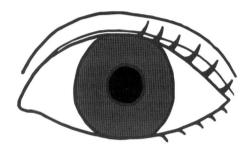

정상

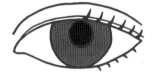

1 경도의 처짐

눈꺼풀이 눈동자 위에 있다.

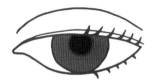

2 중도의 처짐

눈꺼풀이 눈동자의 중심보다
위에 있다.

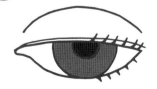

3 고도의 처짐

눈꺼풀이 눈동자의 중심까지
내려와 있다.

눈꺼풀 처짐이 생기면
눈이 잘 안 떠지고 보기에도 안 좋다

눈꺼풀 처짐이 생기는 원리

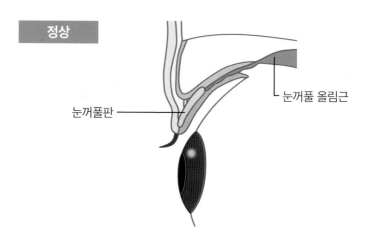

정상

눈꺼풀판

눈꺼풀 올림근

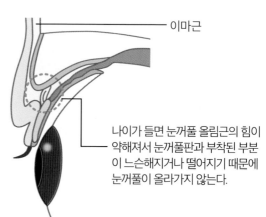

눈꺼풀 처짐

이마근

나이가 들면 눈꺼풀 올림근의 힘이 약해져서 눈꺼풀판과 부착된 부분이 느슨해지거나 떨어지기 때문에 눈꺼풀이 올라가지 않는다.

눈꺼풀을 지탱해주는 근육은 나이가 들면서 약해진다

눈꺼풀 질환이 생기면 시야가 가로막히거나 눈꺼풀의 여닫음 조절이 마음대로 안 될 수 있습니다. 그중 윗눈꺼풀이 아래로 처져서 눈이 잘 안 떠지는 질환이 '눈꺼풀 처짐'입니다. 여기에는 선천성과 후천성이 있는데 후천성으로는 노화에 따른 눈꺼풀 처짐이 가장 많습니다. 정확히는 '노인성 눈꺼풀 처짐'이라고 하죠.

나이가 들면 눈꺼풀을 들어 올리는 근육인 '눈꺼풀 올림근'의 힘이 약해집니다. 이때 부착된 조직과의 결합이 느슨해지거나 떨어져서 눈꺼풀을 올리기가 힘들어지는 것이죠. 눈이 잘 떠지지 않아 시야가 가려서 사물이 잘 안 보이고, 그 밖에도 어깨 결림, 두통, 피로감 등의 증상이 나타납니다. 또 졸려 보인다는 말을 자주 듣게 됩니다.

고령자의 경우 외관상 눈꺼풀 처짐으로 보이지만 눈꺼풀의 피부만 느슨해져서 내려앉는 '눈꺼풀 피부 이완증'이나 눈꺼풀을 올리는 근육과 힘줄의 이상으로 생기는 '가성 눈꺼풀 처짐'과 혼동하기 쉽습니다. **적절히 치료받기 위해서라도 제대로 검사를 받아 병태를 올바르게 이해하는 것이 중요합니다.**

시야가 방해되면 수술로 눈꺼풀을 올린다

눈꺼풀 처짐은 눈꺼풀을 들어 올리는 수술로 치료합니다. 구체적인 수술 방법은 다음과 같습니다. 먼저, 눈꺼풀 피부가 많이 늘어져 심하게 처져있다면 늘어진 피부와 피부밑 조직, 눈둘레근, 지방을 절제하는 '눈꺼풀 피부 절제술'을 시행합니다.

눈꺼풀을 올리는 눈꺼풀 올림근과 눈꺼풀판 사이에 있는 널힘줄이 늘어져 있다면 늘어져 있는 널힘줄을 접어 올린 뒤 봉합하는 방식으로 줄이는 '눈꺼풀 올림근 널힘줄 교정술(tacking)'을 시행합니다.

윗눈꺼풀을 들어 올리는 데 관여하는 근육에는 눈꺼풀 올림근 외에 이마근이 있습니다. 눈꺼풀 올림근의 기능이 대부분 소실되어 윗눈꺼풀을 올릴 수 없는 경우에는 이마근의 힘을 이용한 수술을 합니다. 즉, 아래팔의 힘줄과 넙다리의 근막을 이마근과 윗눈꺼풀 사이에 이식하여 이마근의 힘을 이용해 윗눈꺼풀을 들어올리는 것인데, 이를 '이마근 걸기술'이라고 합니다.

수술을 하면 전보다 눈이 크게 떠져서 눈물이 더 빨리 증발합니다. 또 눈물을 배출하는 펌프 기능도 개선되기 때문에 눈이 대체로 건조해집니다. 이러한 증상은 대개 수술 후 6개월쯤 지나 개선됩니다.

PART 7

결코 가벼울 수 없는 불편함,

'노안'

Check 1 자가 진단

다음과 같은 증상이 있나요?

- ✓ 가까운 곳을 볼 때 눈을 가늘게 뜬다
- ✓ 저녁이 되면 사물이 잘 안 보인다
- ✓ 저녁이 되면 눈이 매우 피로하다
- ✓ 신문이나 잡지를 읽을 때 손을 멀리 뻗는다
- ✓ 스마트폰 글씨를 보기 어렵다
- ✓ 독서 후 어깨 결림과 두통이 있다

✓

※ 1개 이상 해당하면 노안일 가능성이 있습니다.

근점 검사

집게손가락의 지문이 또렷하게 보이는 거리는 몇 cm인가요?

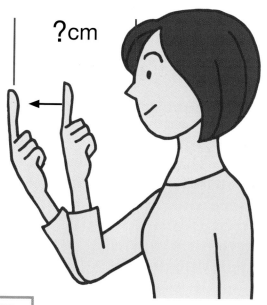

근점 거리의 기준

기준연령 61세 이상	기준연령 56~60세	기준연령 51~55세	기준연령 46~50세	기준연령 40~45세
80cm 이상	80cm	60cm	40cm	30cm

노안이 되면 가까운 것이 잘 보이지 않는다

노안이 생기는 원리

가까운 곳을 본다

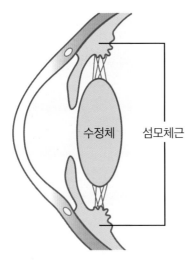

수정체   섬모체근

섬모체근을 수축해 수정체를
두껍게 만들어 초점을 맞춘다.

먼 곳을 본다

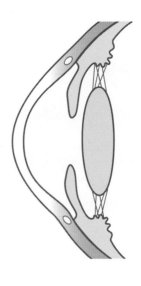

섬모체근을 이완해 수정체를
얇게 만들어 초점을 맞춘다.

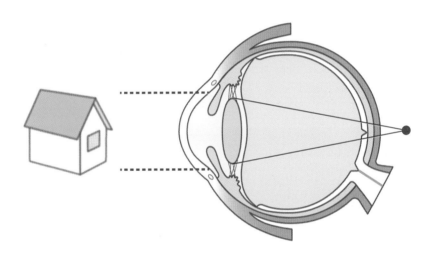

섬모체근을 수축하지 못해 수정체를 두껍게 만들지
못한다. 초점이 맞지 않아 사물이 희미하게 보인다.

노안은 40대부터 누구에게나 일어나는 노화 현상이다

초점이 맞지 않아 가까운 것이 잘 보이지 않는 노안은 정도의 차는 있지만 40세를 넘어서면 대부분 사람에게 나타나는 증상입니다. 단, 노안을 가볍게 생각하고 코앞의 물체가 보이지 않는데도 초점이 맞지 않는 상태로 방치했다가는 눈의 피로에서 오는 어깨 결림, 두통 등 눈 이외의 신체 증상이 나타날 수 있습니다.

우리가 보려는 대상에 초점을 맞출 수 있는 것은 '섬모체근'이라는 근육이 신축 작용을 하여 수정체의 두께를 변화시키기 때문입니다. 그런데 나이가 들면 차츰 초점을 조정하는 기능이 떨어집니다. 원인은 2가지인데, 하나는 노화로 수정체의 탄력성이 떨어졌기 때문입니다. 수정체가 경직되어 두께 조정이 어려워지는 것입니다. 또 하나는 섬모체근의 기능이 약해졌기 때문입니다. 그래서 수정체의 두께를 조정하기가 어려워집니다. 이러한 변화 때문에 초점을 맞추는 데 시간이 걸리고 초점이 잘 맞지 않습니다. 처음에는 어두운 곳에서만 잘 안 보이다가 점차 밝은 곳에서도 보기가 힘들어집니다.

자신에게 맞는 안경은 생활패턴에 맞춰 선택한다

노안은 의학적으로 치료할 수가 없습니다. 다만 안경과 콘택트 렌즈 등 교정하는 방법이 여러 가지 있습니다. 자신의 생활패턴을 고려해 적합한 것을 선택해야 합니다. 이때 시력은 안과에 가서 재는 것이 좋습니다. 노안이 생기는 나이대에는 다른 안질환도 나타나기 쉽습니다. 즉, 잘 보이지 않는 원인이 노안이 아닌 다른 질환일 가능성도 있다는 것입니다. 그것을 확인하기 위해서라도 안과에 가서 검진을 받는 것이 중요합니다.

안경의 렌즈는 크게 '단초점 렌즈'와 '다초점 렌즈'가 있습니다. 단초점 렌즈는 초점이 한곳에 맞추어져 있어서 보통 가까이에 초점을 맞춘 근거리용 안경(돋보기)을 사용하며 작은 글씨를 봐야 하는 사람에게 적합합니다. 반면에 다초점 렌즈는 가까이와 멀리에 모두 초점이 맞도록 되어있습니다. 최근 널리 쓰이는 것은 원근 겸용인 '이중 초점 렌즈'입니다. 그 밖에 상이 도약하지 않고 이행하는 '누진 다초점 렌즈'도 있습니다. 이처럼 최근에는 노안용 콘택트 렌즈도 종류가 다양하게 나오고 있어서 교정 방법의 선택지가 늘고 있습니다.

당신의 눈은 괜찮습니까? 한쪽 눈씩 제대로 확인했나요? 우리 눈은 2개지만 한쪽 눈만 쓰는 일은 거의 없기 때문에 어느 한쪽이 나빠져도 자각하기 어렵습니다. 더군다나 눈의 노화는 급격하게 진행되지 않습니다. 소리 없이 서서히 진행됩니다. 질환에 따라 알아차렸을 때는 이미 늦은 상황일 수도 있습니다.

이 책에서 소개한 검사 시트와 자가 진단을 통해 정기적으로 눈 검사하는 것을 잊지 않도록 합시다. 그리고 조금씩이라도 눈의 노화가 느껴진다면 가까운 안과를 찾기 바랍니다. 백내장이나 망막 열공·망막 박리 등은 수술하면 대부분 본래의 시력을 되찾습니다. 녹내장과 노인황반변성 등은 증상의 진행을 막을 수 있습니다.

건강하게 오래 살기 위해서는 자유롭게 움직일 수 있는 몸, 그리고 언제까지나 건강한 눈을 유지하는 것이 중요합니다. 40세, 늦어도 50세가 넘으면 눈의 노화는 누구에게나 찾아옵니다. 그리고 그러한 눈의 노화가 진행되어 시야를 방해하면 삶의 질은 점차 떨어집니다. 지금까지 당연하게 해오던 것들을 더 이상 하지 못하게 됩니다. 실명이라는 최악의 사태에 이르면 할 수 있는 일은 크게 줄어들 것입니다. 최악의 상황이 되는 것을 막기 위해서는 꾸준한 자가 검사가 꼭 필요합니다.

이 책이 눈 건강을 생각하는 계기가 되었으면 하는 바람입니다. 가능하면 정기적인 눈 검사가 습관화되도록 노력해보는 건 어떨까요?

시미즈 키미야(清水公也)

의학박사. 1976년 호쿠리대학 의학부를 졸업하고 동대학 의학부 안과학교실에 입국했다. 1978년 도쿄대학 의학부 안과학교실, 1985년 무사시노 적십자병원 안과 부장, 1998년 호쿠리대학 의학부 안과학교실 주임 교수를 거쳐 2016년부터 야마오병원 눈센터 센터장 및 국제의료복지대학 임상의학연구센터 교수로 재직하고 있다.

백내장을 비롯한 전안부 수술을 전문으로 하여 자신의 수기 연구나 후진 교육에 힘쓰고 있다. 백내장 수술, 굴절교정 수술에서 일본의 선구자적 존재로, 그 업적은 해외에서도 높게 평가되고 있다.

장은정

한국방송통신대학교 일본학과를 졸업하고 한국외국어대학교 국제지역대학원에서 국제지역학 석사를 취득했다. 현재 번역 에이전시 엔터스코리아 출판기획 및 일본어 전문 번역가로 활동하고 있다. 공역서로 《만지면 알 수 있는 복진 입문》, 《한의학 교실》, 역서로 《뇌·신경 구조 교과서》, 《뼈·관절 구조 교과서》, 《혈관·내장 구조 교과서》, 《병의 원인은 수면에 있다》 등 다수가 있다.

눈의 질병을 찾아내는 책

2021년 3월 26일 초판 1쇄 발행

지은이 시미즈 키미야   **옮긴이** 장은정
펴낸이 김상현, 최세현   **경영고문** 박시형

책임편집 백지윤   **디자인** 박선향, 윤민지
마케팅 권금숙, 양근모, 양봉호, 임지윤, 이주형, 유미정, 전성택
디지털콘텐츠 김명래   **경영지원** 김현우, 문경국
해외기획 우정민, 배혜림   **국내기획** 박현조
펴낸곳 (주)쌤앤파커스   **출판신고** 2006년 9월 25일 제406-2006-000210호
주소 서울시 마포구 월드컵북로 396 누리꿈스퀘어 비즈니스타워 18층
전화 02-6712-9800   **팩스** 02-6712-9810   **이메일** info@smpk.kr

ⓒ 시미즈 키미야 (저작권자와 맺은 특약에 따라 검인을 생략합니다)
ISBN 979-11-6534-321-7 (03510)

쌤앤파커스(Sam&Parkers)는 독자 여러분의 책에 관한 아이디어와 원고 투고를 설레는 마음으로 기다리고 있습니다.
책으로 엮기를 원하는 아이디어가 있으신 분은 이메일 book@smpk.kr로 간단한 개요와 취지, 연락처 등을 보내주세
요. 머뭇거리지 말고 문을 두드리세요. 길이 열립니다.